C000183459

5:2 Fasten Kochbuch Auf Deutsch/ 5:2 fast cookbook In German

Inhaltsverzeichnis

© Copyright 2018 by Charlie Mason- Alle Rechte vorbehalten.

Das folgende Buch wird mit dem Ziel wiedergegeben, möglichst genaue und zuverlässige Informationen zu liefern. Unabhängig davon kann der Kauf dieses Buches als Zustimmung zu der Tatsache gesehen werden, dass sowohl der Herausgeber als auch der Autor dieses Buches in keiner Weise Experten für die darin diskutierten Themen sind und dass alle Empfehlungen oder Vorschläge, die hier gemacht werden, nur der Unterhaltung dienen. Fachleute sollten je nach Bedarf konsultiert werden, bevor die hierin befürworteten Maßnahmen durchgeführt werden.

Diese Erklärung wird sowohl von der American Bar Association als auch von der Committee of Publishers Association als fair und gültig erachtet und ist in den gesamten Vereinigten Staaten rechtsverbindlich.

Darüber hinaus wird die Übertragung, Vervielfältigung oder Reproduktion eines der folgenden Werke einschließlich spezifischer Informationen als illegale Handlung betrachtet, unabhängig davon, ob sie elektronisch oder in gedruckter Form erfolgt. Dies gilt auch für die Erstellung einer sekundären oder tertiären Kopie des Werkes oder einer aufgezeichneten Kopie und ist nur mit ausdrücklicher schriftlicher Zustimmung des Verlegers gestattet. Alle weiteren Rechte vorbehalten.

Die Informationen auf den folgenden Seiten werden weitgehend als wahrheitsgemäße und genaue Darstellung von Tatsachen angesehen, und als solche wird jede Unaufmerksamkeit, jeder Gebrauch oder Missbrauch der betreffenden Informationen durch den Leser dazu führen, dass alle daraus resultierenden Handlungen ausschließlich in seinen Zuständigkeitsbereich fallen. Es gibt keine Szenarien, in denen der Herausgeber oder der ursprüngliche Autor dieses Werkes in irgendeiner Weise als haftbar für irgendwelche Komplikationen oder Schäden angesehen werden kann, die ihnen nach der Durchführung der hier beschriebenen Informationen widerfahren könnten.

Darüber hinaus dienen die Informationen auf den folgenden Seiten nur zu Informationszwecken und sollten daher als universell angesehen werden. Wie es sich für sie gehört, werden sie ohne Gewähr für ihre verlängerte Gültigkeit oder vorläufige Qualität präsentiert. Erwähnte Marken werden ohne schriftliche Zustimmung verwendet und können in keiner Weise als Unterstützung des Markeninhabers angesehen werden.

Einführung

Wir gratulieren Ihnen zum Kauf dieses Buches und danken Ihnen dafür.

In den folgenden Kapiteln werden alle Rezepte besprochen, die Sie kennen müssen, um mit der 5:2-Diät zu beginnen. Dieser Diätplan ist einfach zu befolgen. Sie haben zwei Tage in der Woche, an denen Sie fasten, und fünf Tage, an denen Sie (im Rahmen des Möglichen) schlemmen dürfen. Die Idee ist, dass Sie mit den beiden Fastentagen, die nicht Rücken an Rücken liegen sollten, weniger Kalorien aufnehmen und ohne die ganze Arbeit abnehmen können.

Das Schwierigste an diesem Diätplan ist es, Mahlzeiten zu finden, die so kalorienarm sind, dass Sie das Fasten nicht unterbrechen. Außerdem wollen Sie, dass sie auch sättigend sind, so dass Sie nicht der Versuchung ausgesetzt sind. Dieser Leitfaden bietet Ihnen viele tolle Mahlzeiten zum Frühstück, Mittagessen, Abendessen und Dessert, die alle weniger als 350 Kalorien haben. Dadurch lassen sie sich leicht in Ihren Tag integrieren, egal ob Sie an einem Festtag oder an einem Fastentag sind, und können Ihnen die gewünschten Ergebnisse liefern! Nehmen Sie sich etwas Zeit, um die Rezepte durchzusehen und wählen Sie die Rezepte aus, die Sie zuerst ausprobieren möchten!

Es gibt viele Bücher zu diesem Thema auf dem Markt, vielen Dank noch einmal, dass Sie sich für dieses Buch entschieden haben! Es wurden alle Anstrengungen unternommen, um sicherzustellen, dass es so viele nützliche Informationen wie möglich enthält. Bitte genießen Sie es!

Kapitel 1: Frühstücksrezepte

Blaubeer-Kompott und Joghurt

Kalorien: 75

Zutaten:

- Kleie (1 Teelöffel)
- Fettfreier Joghurt (3 Esslöffel)
- Heidelbeeren (50)

Zubereitung:

1. Nehmen Sie eine Schüssel heraus und legen Sie die Blaubeeren hinein. Legen Sie sie in die Mikrowelle und erhitzen Sie sie etwa 45 Sekunden lang auf hoher Stufe, damit die Blaubeeren sternförmig zerplatzen.
2. Nehmen Sie die Schüssel aus der Mikrowelle und lassen Sie sie etwas abkühlen.
3. Wenn die Blaubeeren fertig sind, vor dem Servieren mit der Kleie und dem Joghurt bedecken.

Honig und Hüttenkäse-Toast

Kalorien: 130

Zutaten:

☒ Honig (1 Teelöffel)

☒ Hüttenkäse (2 Eßl.)

☒ Brot (1 Scheibe)

Zubereitung:

1. Nehmen Sie den Toast und legen Sie ihn in den Toaster, wobei Sie ihn leicht nach Ihren Wünschen rösten.
2. Breiten Sie den Hüttenkäse auf der Brotscheibe aus und beträufeln Sie ihn vor dem Servieren mit etwas Honig.

Schweizer und Birnen-Omelette

Kalorien: 121

Zutaten:

- ☒ Geschredderter Schweizer Käse (1,5 oz.)
- ☒ Mandelmilch (1,5 Eßl.)
- ☒ Eier (3)
- ☒ Salz (.25 Teelöffel)
- ☒ Gehackte Birne (.25)
- ☒ Gewürfelte Schalotte (1)
- ☒ Olivenöl (1 Esslöffel)

Zubereitung:

1. Heizen Sie eine Pfanne auf. Wenn die Pfanne warm ist, Salz, Birne und Schalotte dazugeben und fünf Minuten kochen lassen.
2. Während des Kochens eine Schüssel herausnehmen und die Mandelmilch mit den Eiern verquirlen. Gießen Sie diese zum Kochen über die Birnen.
3. Wenn Sie sehen, dass die Ränder weiß werden und der Boden zu kochen beginnt, drehen Sie Ihr Omelett um.
4. Geben Sie den Käse in die Mitte und falten Sie das Omelett in die Hälfte. Kochen Sie etwas länger, um den Käse zu schmelzen.

Chai Tee Smoothie

Kalorien: 123

Zutaten:

- Eis
- Stevia (.25 Teelöffel)
- Zimt (.25 Teelöffel)
- Vanille-Joghurt (.25 c.)
- Banane (.5)
- Gebrühter Chai-Tee (.5 c.)
- Mandelmilch (.5 c.)
- Flachsschrot (1 Teelöffel)

Zubereitung:

1. Zu Beginn rühren Sie das Flachsmehl und die Mandelmilch zusammen und lassen Sie es ein wenig stehen, während Sie an den anderen Zutaten arbeiten.
2. Nehmen Sie einen Mixer heraus und geben Sie die restlichen Zutaten hinein, bis sie glatt und cremig sind.
3. Fügen Sie etwas Eis zusammen mit der Mandelmilch-Mischung hinzu und pürieren Sie noch etwas mehr. Etwas Zimt darüber streuen und dann servieren.

Eiweiß-Omelette

Kalorien: 78

Zutaten:

- ☒ Pfeffer
- ☒ Gehackter Schnittlauch (2)
- ☒ Geriebene Zucchini (1)
- ☒ Gewürfelte Tomate (1)
- ☒ Geschlagenes Eiweiß (2)

Zubereitung:

1. Nehmen Sie eine Bratpfanne heraus und lassen Sie sie auf niedrige Hitze aufheizen. Stellen Sie auch den Grill hoch.
2. Geben Sie das Eiweiß in eine Schüssel und würzen Sie es mit dem Pfeffer, bevor Sie es in die Pfanne geben, indem Sie es umherwirbeln, damit es sich ausbreitet.
3. Wenn der Omelettboden zu kochen begonnen hat, Schnittlauch, Tomaten und Zucchini einstreuen und einige Sekunden lang erwärmen.
4. Nehmen Sie diese vom Herd und legen Sie sie unter den Grill, wobei Sie darauf achten müssen, dass der Stiel nicht aus dem Ofen ragt. Nach einer weiteren Minute ist es Zeit zum Genießen.

Käseschnittene Scones
Kalorien: 162

Zutaten:

- ☒ Gehackte Speckstreifen (3)
- ☒ Buttermilch (2 Esslöffel)
- ☒ Geschlagenes Ei (10 Kräuter (3 Eßlöffel)
- ☒ Parmesankäse (4 Eßl.)
- ☒ Butter (75g)
- ☒ Selbstauflaufendes Mehl (250g)

Zubereitung:

1. Lassen Sie den Ofen auf bis zu 420 Grad erhitzen. Nehmen Sie eine Pfanne heraus und braten Sie den Speck unter Rühren knusprig. Lassen Sie den Speck abtropfen und legen Sie ihn auf ein Papiertuch.
2. Das Mehl in eine Schüssel sieben und die Butter hinzufügen. Mit den Händen verrühren, bis man Paniermehl erhält. Die Kräuter und den Parmesan zusammen mit dem Speck hinzufügen.
3. Schlagen Sie die Buttermilch und die Eier in eine andere Schüssel, bevor Sie sie in die Semmelbrösel geben. Diese zu einer Kugel formen.
4. Legen Sie den Teig auf eine bemehlte Fläche und formen Sie ihn zu einer Kugel. Mit einer runden Ausstechform Kreise aus dem Teig formen.
5. Legen Sie diese Kreise auf ein Backblech und schieben Sie sie in den Ofen. Nach 10 Minuten sollten die Scones fertig sein, und Sie können servieren.

Frühstück in einer Tasse

Kalorien: 240

Zutaten:

- ☒ Brunnenkresse (1 Handvoll für jede Platte)
- ☒ Olivenöl
- ☒ Eier (8)
- ☒ Kirschtomaten (8)
- ☒ Schinkenscheiben (4)
- ☒ Brotscheiben (8)

Zubereitung:

1. Schalten Sie den Ofen ein und lassen Sie ihn auf 340 Grad erhitzen. Eine Muffinform leicht einölen.
2. Nehmen Sie das Brot und schneiden Sie kleine Kreise daraus. Legen Sie je einen Kreis in jedes Fach der Muffinform und drücken Sie ihn nach unten, um ihn an Ort und Stelle zu halten.
3. Legen Sie die Muffinform in den Ofen und backen Sie sie zehn Minuten lang, damit sie knusprig werden. Aus dem Ofen nehmen und abkühlen lassen.
4. Den Schinken in der Muffinform auf die 8 Abschnitte verteilen und in jeden ein Ei aufschlagen. Wieder in den Ofen schieben.
5. Dieser sollte noch weitere 10 Minuten kochen, damit das Ei Zeit zum Durchkochen hat. Mit etwas Brunnenkresse servieren und genießen.

Pfannkuchen

Kalorien: 285

Zutaten:

- Ahornsirup (4 Esslöffel)
- Olivenöl (3 Eßlöffel)
- Magermilch (300ml)
- Ei (1)
- Buchweizenmehl (50g)
- Vollkornmehl (50g)

Zubereitung:

1. Sieben Sie Ihre beiden Mehle in eine Schüssel, damit sie sich verbinden können. In einer anderen Schüssel schlagen Sie Milch und Ei zusammen, bevor Sie sie mit den Mehlen zu einem Teig verarbeiten.
2. Lassen Sie diesen Teig etwa 30 Minuten stehen, damit er Zeit hat, sich zu verbinden.
3. Nach dieser Zeit erhitzen Sie etwas Öl in einer Pfanne, bis es heiß ist, aber nicht raucht. Fügen Sie einige Esslöffel des Teigs hinzu und lassen Sie ihn einige Minuten kochen, bevor Sie ihn umdrehen und auf der anderen Seite kochen.
4. Gehen Sie auf einen Teller und wiederholen Sie dies, bis Sie acht Pfannkuchen haben. Servieren Sie zwei Pfannkuchen pro Person.

Haferflocken

Kalorien: 265

Zutaten:

- ☒ Ingwer (.25 Teelöffel)
- ☒ Zimt (.5 Teelöffel)
- ☒ Haferflocken (.5 c.)
- ☒ Asiatische Birne (.5 c.)
- ☒ Mandelmilch (.66 c.)
- ☒ Apfelsaft (.33 c.)

Zubereitung:

1. Nehmen Sie Ihren Topf heraus und stellen Sie die Birne, die Milch und den Saft hinein. Erhitzen Sie diese auf dem Herd, bis sie kocht.
2. Fügen Sie die Haferflocken zu dieser Mischung hinzu und drehen Sie dann die Hitze auf niedrigere Werte. Alle Zutaten zusammen kochen, bis sie gar sind.
3. Ingwer und Zimt darüber streuen und warm servieren.

Himbeer-Französischer Toast

Kalorien: 294

Zutaten:

- ☒ Orangenscheiben (4)
- ☒ Vanille (1 Strich)
- ☒ Himbeeren (100g)
- ☒ Butter (1 Esslöffel)
- ☒ Brot (8 Scheiben)
- ☒ Magermilch (1,5 c.)
- ☒ Eier (3)
- ☒ Cornflakes (2 c.)

Zubereitung:

1. Geben Sie die Cornflakes in eine Küchenmaschine und pulsieren Sie die Zutaten ein paar Mal.
2. Nehmen Sie eine Schüssel heraus und verquirlen Sie die Milch und die Eier. Wenn diese kombiniert sind, fügen Sie die Vanille hinzu.
3. Die Brotscheiben in der Eimischung einweichen und dann mit den Cornflakes bestreichen.
4. Nehmen Sie Ihre Bratpfanne heraus und schmelzen Sie die Butter darauf. Jede Brotscheibe einige Minuten auf beiden Seiten kochen, so dass sie golden und knusprig wird.
5. Servieren Sie es mit einem Hauch von Orange und einigen Himbeeren und genießen Sie es.

Mandel-Butterpudding

Kalorien: 290

Zutaten:

- ☒ Apfel in Scheiben geschnitten (1)
- ☒ Kokosnussöl, geschmolzen (1 Eßl.)
- ☒ Mandelmilch (2 Eßl.)
- ☒ Salz
- ☒ Mandelbutter (2 Esslöffel)
- ☒ Gehackte Feigen, getrocknet (1)
- ☒ Chiasamen (1 EL)
- ☒ gehackte Birne (1)
- ☒ Apfelmus (.5 c.)

Zubereitung:

1. Nehmen Sie Ihren Mixer heraus und vermengen Sie die Birne und das Apfelmus, bis die Mischung glatt ist.
2. Wenn dies geschehen ist, fügen Sie die Mandelbutter, die Feigen und die Chiakerne hinzu. Lassen Sie diese Mischung zusammenlaufen und lassen Sie sie dann 10 Minuten oder länger fest werden.
3. Wenn die zehn Minuten vorbei sind, die Mandelmilch und das Salz hinzufügen und noch etwas mehr verrühren, bis die Masse gebunden ist.
4. Während der Mixer noch läuft, träufeln Sie langsam das Kokosnussöl ein, bis alles vereint ist.
5. Servieren Sie diesen Dip mit den Apfelscheiben und genießen Sie ihn.

Kapitel 2: Mittagsrezepte

Tomaten-Knäckebrot

Kalorien: 112

Zutaten:

- ☒ Roggen-Knäckebrot (4)
- ☒ Grüner Pfeffer, in Scheiben geschnitten (1)
- ☒ Balsamico-Essig (1 Teelöffel)
- ☒ gehackte Petersilie (2 Esslöffel)
- ☒ Geriebene und entsaftete Limette (1)
- ☒ Rote Chili, gewürfelt (1)
- ☒ Gewürfelte Kirschtomaten (8)

Zubereitung:

1. Mischen Sie alle Ihre Zutaten außer den Knäckebroten, bis sie gut vermischt sind.
2. Lassen Sie diese Zutaten etwa zehn Minuten aushärten.
3. Wenn die Zeit abgelaufen ist, servieren Sie das Knäckebrot und servieren Sie es dann.

Salat

Kalorien: 140

Zutaten:

- ☒ Pfeffer
- ☒ Salz
- ☒ Bohnensprossen (.5 c.)
- ☒ Romaine-Kopfsalat (1 c.)
- ☒ Bok Choi (1 c.)
- ☒ Gehackter Apfel (.5)
- ☒ gehackte Gurke (.5 c.)
- ☒ Wasser (1 Esslöffel)
- ☒ Balsamico-Essig (1 Esslöffel)
- ☒ Sesamöl (1 Teelöffel)
- ☒ gehackter Brokkoli (.5 c.)

Zubereitung:

1. Geben Sie eine Tasse Wasser in einen Topf und lassen Sie es aufkochen. Geben Sie den Brokkoli hinzu und lassen Sie ihn einige Minuten kochen. Wenn der Brokkoli fertig ist, geben Sie ihn in eine Schüssel mit Eiswasser, um den Kochvorgang zu stoppen.
2. Geben Sie das Wasser, den Balsamico-Essig und das Sesamöl in eine Schüssel und verquirlen Sie sie zusammen.
3. Geben Sie nun das Grünzeug, die Äpfel, Gurken und den Brokkoli in die Schüssel. Mit den Sprossen belegen und vor dem Servieren mit etwas Pfeffer und Salz abschmecken.

Spinat und Knoblauchpilze

Kalorien: 135

Zutaten:

- ☒ Pfeffer
- ☒ Babyspinat (100g)
- ☒ Zitronenschale (1)
- ☒ Knoblauch und Kräuterfrischkäse (100g)
- ☒ Wasser (4 Esslöffel)
- ☒ Pilze (4)

Zubereitung:

1. Geben Sie das Wasser in eine Bratpfanne und erhitzen Sie es. Die Champignons dazugeben und erhitzen, bis sie weich sind.
2. Während die Champignons kochen, die Rinde und den Frischkäse mischen und dann die Champignons aufteilen. Den Deckel aufsetzen und fünf Minuten kochen lassen.
3. Nehmen Sie den Deckel ab und geben Sie den Spinat zusammen mit den Champignons hinein. Setzen Sie den Deckel wieder auf und kochen Sie noch etwas länger. Servieren, wenn sie fertig sind.

Melonen-Ingwer-Suppe

Kalorien: 80

Zutaten:

- ☒ Minze-Blätter
- ☒ Muskatnuss (1 Teelöffel)
- ☒ Milch (.25 c.)
- ☒ Honig (1 Esslöffel)
- ☒ Salz
- ☒ Limettensaft (.5)
- ☒ Geriebener Ingwer (1,5 Teelöffel)
- ☒ Gewürfelte Kantaloupe (1)

Zubereitung:

1. Nehmen Sie den Mixer heraus und fügen Sie alle Zutaten außer den Minzeblättern und der Milch darin hinzu. Pürieren Sie diese zusammen, bis sie glatt sind.
2. Nun die Milch hinzugeben und noch etwas mehr verrühren. Mit dem Minzeblatt garnieren und servieren.

Zucchini-Pizzas

Kalorien: 210

Zutaten:

- ☒ Salz
- ☒ Italienische Würze (1 Teelöffel)
- ☒ Mozzarella (.25 c.)
- ☒ Marinara-Sauce (2 EL)
- ☒ Olivenöl (1 Teelöffel)
- ☒ Zucchini in Scheiben geschnitten (1)

Zubereitung:

1. Lassen Sie den Ofen auf bis zu 350 Grad erhitzen. Legen Sie ein Backblech mit etwas Pergamentpapier aus.
2. Nehmen Sie eine Schüssel heraus und werfen Sie das Öl mit den Zucchinischeiben. Diese auf das Backblech geben und mit etwas Marinarasoße, Käse, italienischen Gewürzen und Salz bedecken.
3. Im Ofen 15 Minuten backen und dann servieren.

Pfirsiche und Brie Quesadilla

Kalorien: 225

Zutaten:

- ☒ Geriebene Limettenschale (1 Teelöffel)
- ☒ Limettensaft (2 Eßl.)
- ☒ Honig (2 Eßl.)
- ☒ Mehl-Tortillas (2)
- ☒ Brie-Käse (3 oz.)
- ☒ Brauner Zucker (1 Teelöffel)
- ☒ gehackter Schnittlauch (1 Esslöffel)
- ☒ In Scheiben geschnittene Pfirsiche (1 c.)

Zubereitung:

1. Nehmen Sie eine Schüssel heraus und fügen Sie den braunen Zucker, Schnittlauch und Pfirsiche hinzu. Werfen Sie alles zum Bestreichen umher.
2. Die Hälfte jeder Tortilla mit der Hälfte des Bries und der Hälfte der Pfirsiche bestreichen. Die Hälfte unterheben und in eine heiße Pfanne geben.
3. Diese auf jeder Seite einige Minuten kochen lassen, um sie ein wenig zu bräunen. Aus der Pfanne nehmen und warm stellen.
4. Eine weitere Schüssel herausnehmen und die Limettenschale, den Limettensaft und den Honig verquirlen. Dies mit den Quesadillas servieren.

Truthahn-Burger
Kalorien: 217

Zutaten:

- ☒ Salsa
- ☒ Knackiger Salat
- ☒ Schale und Saft einer Zitrone (.5)
- ☒ Olivenöl (1 Esslöffel)
- ☒ Gewürfelte rote Zwiebel (.5)
- ☒ Kornsenf (.5 Teelöffel)
- ☒ Gewürfelter Apfel (1)
- ☒ Gewürfelte Rote Bete (4)
- ☒ Burger
- ☒ Pfeffer
- ☒ Salz
- ☒ Zitronensaft (.5)
- ☒ Gewürfelte süße rote Zwiebel (.5)
- ☒ Thymian (2 Teelöffel)
- ☒ Mageres Putenhackfleisch (450g)

Zubereitung:

1. Nehmen Sie eine Schüssel heraus und mischen Sie den Truthahn, den Zitronensaft, die gehackte Zwiebel und den Thymian zusammen. Formen Sie daraus vier Fladen.
2. Nehmen Sie eine weitere Schüssel und mischen Sie alle Zutaten für die Salsa zusammen und legen Sie sie beiseite.
3. Schalten Sie den Grill ein und lassen Sie ihn noch etwas Zeit zum Aufwärmen. Lassen Sie die Burger auf jeder Seite etwa 6 Minuten kochen.
4. Servieren Sie einen Burger pro Person und fügen Sie den Salat zum Garnieren und die Salsa hinzu.

Gazpacho-Suppe

Kalorien: 176

Zutaten:

- ☒ Grüne und rote Paprika, gewürfelt (.5 Stück)
- ☒ Gehackte Frühlingszwiebeln (2)
- ☒ Pfeffer
- ☒ Salz
- ☒ Sherry-Essig (2 Esslöffel)
- ☒ Olivenöl (1 Esslöffel)
- ☒ Gewürfelte Gurke (.5)
- ☒ Knoblauchzehen (3)
- ☒ Gehackte Frühlingszwiebeln (4)
- ☒ Tomaten (2,2 lbs.)

Zubereitung:

1. Geben Sie Gurke, Knoblauch, Frühlingszwiebeln und Tomaten in einen Mixer und lassen Sie sie pulsieren, bis sie glatt sind.
2. Drücken Sie diese Mischung einige Male durch ein Sieb, um die Schalen und den Brei zu entfernen.
3. Geben Sie die Mischung wieder in den Mixer und geben Sie langsam den Sherry-Essig und das Olivenöl hinzu. Abschmecken und in den Kühlschrank stellen, damit sie etwas abkühlen.
4. Mit ein paar Frühlingszwiebeln und gewürfelten Paprikaschoten obenauf servieren.

Thailändische Krabbenkuchen

Kalorien 224

Zutaten:

- ☒ Pflanzenöl (1 Esslöffel)
- ☒ Zitronensaft (.5)
- ☒ Frühlingszwiebeln gehackt (4)
- ☒ Gehackter Koriander (1 Handvoll)
- ☒ Gewürfelte rote Chili (1)
- ☒ Brotkrumen (5 oz.)
- ☒ Geschlagene Eier (2)
- ☒ Kartoffelpüree, kalt (8 oz.0
- ☒ Krebsfleisch in Dosen (12 oz.)
- ☒ Dip
- ☒ Brauner Zucker (1 Teelöffel)
- ☒ Limettensaft (.5)
- ☒ Knoblauchzehe (1)
- ☒ Sojasauce (3 Esslöffel)

Zubereitung:

1. Nehmen Sie eine Schüssel heraus und verrühren Sie alle Zutaten für den Dip, bis sie gut zusammenpassen. Stellen Sie diese auf die Seite.
2. Nehmen Sie nun eine weitere Pfanne heraus und verrühren Sie die Hälfte des geschlagenen Eies mit Zitronensaft, Chili, Frühlingszwiebeln, Koriander, Kartoffeln und Krabbenfleisch.
3. Diese zu 12 Kuchen formen und mit Mehl bestäuben. Tauchen Sie dieses in den Rest des geschlagenen Eies und dann in die Paniermehlstücke.
4. Etwas Öl in einer Bratpfanne erhitzen und dann in die Kuchen geben. Diese für die nächsten zehn Minuten braten, wobei darauf zu achten ist, dass sie umgedreht werden.

5. Nach dieser Zeit nehmen Sie die Kuchen aus der Pfanne, lassen sie auf Papiertüchern abtropfen und servieren sie dann mit etwas von Ihrer Dip-Sauce.

Pekannuss-Erdbeersalat

Kalorien: 203

Zutaten:

- ☒ Ziegenweichkäse (1 EL)
- ☒ Macadamiaöl (1 Teelöffel)
- ☒ Balsamico-Essig (1 Esslöffel)
- ☒ Honig (1 Teelöffel)
- ☒ Gehackte Pekannüsse (1 Esslöffel)
- ☒ Halbierte Erdbeeren (1 c.)
- ☒ Babyspinat (2,5 c.)

Zubereitung:

1. Nehmen Sie eine große Schüssel und verquirlen Sie das Öl, den Balsamico-Essig und den Honig. Wenn es zu dickflüssig ist, etwas Wasser hinzufügen.
2. Den Spinat in die Schüssel geben und mit den anderen Zutaten schwenken. Lassen Sie ihn die nächsten zehn Minuten einziehen.
3. Wenn der Spinat servierbereit ist, rühren Sie ihn noch einmal um, und krönen Sie ihn mit Ziegenkäse, Pekannüssen und Erdbeeren.

Kapitel 3: Rezepte für das Abendessen

Orientalisches Huhn

Kalorien: 157

Zutaten:

- gehackter Ingwer (4 Scheiben)
- Sojasauce (2 Teelöffel)
- Pak Choi (1 Kopf)
- Geschnittene Champignons (4)
- Hühnerbrust (120g)

Zubereitung:

1. Am besten verwenden Sie dazu einen Dampferkorb. Nehmen Sie einen Teller und legen Sie das Pak-Choi darauf, gefolgt von etwas Sojasauce, dem Ingwer, den Pilzen und dann das Huhn darauf.
2. Legen Sie diese in den Dampfkochtopf und lassen Sie sie zehn Minuten dämpfen, oder bis das Huhn zart und gar ist.
3. In zwei Portionen teilen und servieren.

Zitroniger Kabeljau

Kalorien: 98

Zutaten:

- ☒ Pfeffer
- ☒ Balsamico-Essig (1 Esslöffel)
- ☒ Kirschtomaten (6)
- ☒ Minzstiel, gehackt (1)
- ☒ Zitronensaft und -schale (1)
- ☒ Kabeljaufilet (65g)

Zubereitung:

1. Lassen Sie den Ofen bis auf 320 Grad aufheizen. Reißen Sie genug Folie ab, um den Fisch abzudecken.
2. Geben Sie den Fisch in die Folie und pressen Sie dann etwas Zitronensaft sowie die Schale und die Minze darauf. Falten Sie die Folie zusammen, um sicherzustellen, dass kein Saft austritt.
3. Legen Sie die Tomaten und den Essig ebenfalls auf den Fisch und schieben Sie ihn zum Backen in den Ofen.
4. Nach 12 Minuten sollte der Fisch durchgegart sein, und Sie können ihn vor dem Servieren zum Abkühlen aus dem Ofen nehmen.

Gemüse Chow

Kalorien: 143

Zutaten:

- ☒ Limette (.5)
- ☒ Shirataki-Nudeln (150g)
- ☒ Austernsoße (1 EL)
- ☒ Reisweinessig (1 Esslöffel)
- ☒ Sojasauce (1 Esslöffel)
- ☒ In Scheiben geschnittene Karotte (1)
- ☒ Gehackter Brokkoli (125g)
- ☒ In Scheiben geschnittene rote Paprika (1)
- ☒ Geschnittene Champignons (125g)
- ☒ Pflanzenöl (1 Esslöffel)

Zubereitung:

1. Schauen Sie sich die Packungsbeilage an, um zu sehen, wie man die Nudeln zubereitet. Wenn sie fertig sind, legen Sie sie beiseite.
2. Nehmen Sie Ihre Bratpfanne heraus und erhitzen Sie das Öl darin. Geben Sie das zubereitete Gemüse dazu und lassen Sie es drei Minuten kochen. Geben Sie diese zusammen mit den Nudeln hinein.
3. Diese Mischung mit der Austernsauce, dem Essig und der Sojasauce übergießen. In zwei Portionen teilen und mit der ausgedrückten Limette obenauf servieren.

Garnelen-Cocktail

Kalorien: 95

Zutaten:

- ☒ Ananas-Ring (1)
- ☒ Cayennepfeffer (2 Prisen)
- ☒ Zerkleinerte Salatblätter (4)
- ☒ Mayo (1 EL)
- ☒ Süße Chilisauce (2 EL)
- ☒ Garnelen ohne Schale (10)

Zubereitung:

1. Nehmen Sie eine kleine Schüssel heraus und mischen Sie den süßen Chili und die Mayo zu Ihrem Dressing.
2. Legen Sie den Salat auf den Boden von zwei Schüsseln.
3. In einer weiteren Schüssel kombinieren Sie die Ananasstücke mit den Garnelen. Teilen Sie diese mit dem Salat auf die beiden Gerichte auf.
4. Vor dem Servieren mit dem Dressing und etwas Paprika und Cayennepfeffer belegen.

Provenzalischer Rindfleisch-Auflauf

Kalorien: 123

Zutaten:

- ☒ Italienische Kräuter (2 Teelöffel)
- ☒ Geschnittene Knoblauchzehen (2)
- ☒ Gewürfelte Aubergine (1)
- ☒ Gehackte Tomaten (240g Dose)
- ☒ Rinderhackfleisch (60g)

Zubereitung:

1. Lassen Sie den Ofen bis auf 320 Grad aufheizen. Während dieser Zeit das Hackfleisch mit dem Knoblauch anbraten, bis es gar ist. Das zusätzliche Fett abtropfen lassen.
2. Die Auberginen dazugeben und etwas länger braten. Die Kräutermischung und die Tomaten untermischen.
3. Diese Mischung in eine Auflaufform geben und in den Ofen schieben. Nach zehn Minuten können Sie sie herausnehmen und abkühlen lassen.
4. Auf zwei Teller verteilen und servieren.

Gemüse-Quiches

Kalorien: 185

Zutaten:

- ☒ Flüssig-Ei-Ersatz (1 Karton)
- ☒ Monterey-Jack-Käse (.75 c.)
- ☒ Maiskörner (.5 c.)
- ☒ Wasserkastanien (.25 c.)
- ☒ Brokkoliröschen (1,5 c.)
- ☒ Parmesankäse (2 EL)
- ☒ Zerbröckelte Cracker (6)

Zubereitung:

1. Lassen Sie den Ofen auf bis zu 350 Grad erhitzen. Nehmen Sie eine Muffin-Form heraus und ölen Sie sie leicht ein.
2. Den Parmesan und die Kräckerbrösel in eine kleine Schüssel geben. Den Brokkoli einige Minuten kochen, dann abtropfen lassen und zerkleinern.
3. Geben Sie den Käse, den Mais, die Kräckermischung, die Wasserkastanien und den Brokkoli in jede Muffinform. Gießen Sie den Ei-Ersatz oben drauf.
4. Geben Sie diese in den Ofen und backen Sie sie 20 Minuten oder bis sie gar sind. Lassen Sie sie vor dem Servieren einige Minuten stehen.

Gemüse-Chili

Kalorien: 220

Zutaten:

- Wasser
- Brauner Reis (5 oz.)
- Saure Sahne zum Servieren
- Grüne Bohnen (5 oz.)
- Kidneybohnen (14 oz.)
- Gehackte Tomaten (14 Unzen)
- In Scheiben geschnittene Champignons (8 Unzen)
- Gemahlener Kreuzkümmel (2 Teelöffel)
- Olivenöl (1 Esslöffel)
- gehackte rote Chilischoten (2)
- Zerdrückte Knoblauchzehen (2)

Zubereitung:

1. Kochen Sie den Reis anhand der Anweisungen auf dem Beutel. Lassen Sie das Wasser ablaufen und halten Sie den Reis warm.
2. Chili und Knoblauch mit etwas Öl einige Minuten lang anbraten, bevor die Pilze und der Kreuzkümmel hinzugefügt werden. Noch einige Minuten kochen lassen.
3. Die Kidneybohnen, die Tomaten und etwas Wasser hinzufügen. Umrühren und weitere 10 Minuten köcheln lassen.
4. Zum Schluss die grünen Bohnen dazugeben und weitere 5 Minuten kochen lassen, damit die Soße eindickt.
5. Diese Mischung auf vier Schüsseln verteilen und mit einem Viertel des Reises zusammen mit etwas Sauerrahm auf jeder Schüssel servieren.

Tofu-Wraps

Kalorien: 183

Zutaten:

- ☒ Tofu (.25-Paket)
- ☒ Gewürfelte Pflaume (1)
- ☒ Limettensaft (1 Teelöffel)
- ☒ Olivenöl (1 Teelöffel)
- ☒ Kokosnuss-Aminos (1 Teelöffel)
- ☒ Salz
- ☒ Weißer Pfeffer
- ☒ Romaine-Kopfsalat (1 Blatt)
- ☒ Sprossen (.25 c.)
- ☒ Gewürfelte Gurke (2 Esslöffel>)
- ☒ Geriebene Karotte (2 Esslöffel)

Zubereitung:

1. Nehmen Sie eine Schüssel heraus und verquirlen Sie den Limettensaft, das Olivenöl und die Aminosäuren. Die Pflaume hinzufügen und in die Sauce einrühren.
2. Den Tofu in die Schüssel zerbröseln und die Gurke und die Karotte dazugeben. Lassen Sie diese Zutaten mindestens zehn Minuten lang zusammen marinieren.
3. Diese Zutaten in ein Salatblatt einwickeln und mit den Sprossen servieren.

Abendessen Tostada

Kalorien: 205

Zutaten:

- ☒ Guacamole (1 Esslöffel)
- ☒ Saure Sahne (1 Eßl.)
- ☒ Schwarze Oliven
- ☒ Gehackte Tomate (2 EL)
- ☒ gehackter Salat (.5 c.)
- ☒ Geriebener Käse (2 EL)
- ☒ Weiße Mais-Tortilla (1)
- ☒ Gebackene Bohnen (3 Esslöffel)

Zubereitung:

1. Legen Sie die Tortillas aus und verteilen Sie die Bohnen darauf. Mit etwas Käse überbacken.
2. Lassen Sie den Ofen auf 350 Grad erhitzen. Die Tortilla auf ein Backblech legen und zum Backen oder für einige Minuten in den Ofen schieben.
3. Vor dem Servieren mit Guacamole, saurer Sahne, schwarzen Oliven, Tomaten und Salat belegen.

Süßkartoffelschale

Kalorien: 215

Zutaten:

- ☒ Abgetropfte schwarze Bohnen (.25 c.)
- ☒ Hüttenkäse (.25 c.)
- ☒ Kalorienarmes Dressing (1 Eßl.)
- ☒ Gehackter Salat (1,5 c.)
- ☒ Geschnittene Süßkartoffel

Zubereitung:

1. Nehmen Sie einen Topf heraus und geben Sie zwei Tassen Wasser hinein. Fügen Sie die Süßkartoffelscheiben hinzu und reduzieren Sie die Hitze ein wenig.
2. Lassen Sie diese die nächsten zehn Minuten kochen. Lassen Sie das Wasser ablaufen, wenn die Zeit abgelaufen ist.
3. Legen Sie das Grünzeug zusammen mit dem Dressing in eine Schüssel und schütteln Sie es während des Mischens auf. Die Süßkartoffeln hineingeben und vor dem Servieren mit den schwarzen Bohnen und dem Hüttenkäse belegen.

Thunfisch-Tacos

Kalorien: 254

Zutaten:

- ☒ Pflanzenöl (1 Esslöffel)
- ☒ Taco-Gewürzmischung (1 EL)
- ☒ Chipotle-Paprika (1 EL)
- ☒ Koriander gehackt (3 EL)
- ☒ Sauerrahm (.33 c.)
- ☒ gehackte Frühlingszwiebeln (1 c.)
- ☒ Violettkohl, gehackt (2 c.)
- ☒ Thunfisch-Steak (8 oz.)
- ☒ Taco-Schalen, hart (4)

Zubereitung:

1. Um dieses Rezept zu beginnen, nehmen Sie eine Schüssel heraus und kombinieren Sie die Chipotle-Paprika, den Koriander, die saure Sahne und die grünen Zwiebeln.
2. Legen Sie den Thunfisch in eine Schüssel und geben Sie die Taco-Würzmischung dazu. Erhitzen Sie etwas Öl in einer Pfanne, bevor Sie das Thunfischsteak dazugeben. Zugedeckt kochen lassen, bis es die gewünschte Konsistenz erreicht hat.
3. Die Hitze etwas zurückdrehen und die Sauerrahmmischung dazugeben. Kochen Sie es so, dass es erwärmt wird, aber lassen Sie diese Zutaten nicht zu kochen beginnen.
4. Geben Sie die Schalen in die Mikrowelle und lassen Sie sie 20 Sekunden lang erhitzen. Den Thunfisch und den Sauerrahm zu der Mischung hinzufügen.
5. Vor dem Servieren mit dem Violettkohl belegen.

Spaghetti Rustico

Kalorien: 292

Zutaten:

- ☒ Basilikum (1 Handvoll)
- ☒ Pfeffer
- ☒ Gehackte schwarze Oliven (2 oz.)
- ☒ gehackte Kapern (1 EL)
- ☒ gehackte Tomaten (14 oz.)
- ☒ Sardellenfilets, gehackt (4)
- ☒ Chili-Flocken, getrocknet
- ☒ Zerdrückte Knoblauchzehe (1)
- ☒ Olivenöl (1 Esslöffel)
- ☒ Spaghetti (3,5 Unzen)

Zubereitung:

1. Beginnen Sie mit der Zubereitung der Spaghetti, indem Sie die Anweisungen auf der Verpackung befolgen.
2. Während dieser Zeit etwas Öl in einer Pfanne erhitzen und die Sardellen, den Chili und den Knoblauch hineingeben. Lassen Sie die Spaghetti 4 Minuten kochen, damit sich die Sardellen in der Mischung auflösen.
3. In dieser Zeit die Kapern, Oliven und Tomaten zugeben, bevor die Hitze heruntergedreht wird. 20 Minuten köcheln lassen, damit die Sauce besser eindickt.
4. Die Nudeln abtropfen lassen und wieder in die Pfanne geben. Die Sauce und das frische Basilikum unterrühren. Warm servieren.

Kapitel 4: Dessert-Rezepte

Obstsalat

Kalorien: 50

Zutaten:

- ☒ Himbeeren (.25 c.)
- ☒ Heidelbeeren (.25 c.)
- ☒ Ananas in Würfelform (.33 c.)
- ☒ Erdbeeren in Scheiben geschnitten (.25 c.)
- ☒ Gewürfelte Wassermelone (1 c.)
- ☒ Gewürfelte Kantaloupe (1 c.)

Zubereitung:

1. Beginnen Sie damit, alle Früchte vorzubereiten und in kleine Stücke zu schneiden.
2. Mischen Sie die Früchte zusammen und bewahren Sie sie im Kühlschrank auf, bis Sie bereit sind, sie zu essen.

Birnen

Kalorien: 50

Zutaten:

- ☒ Brauner Zucker (.25 Teelöffel)
- ☒ Zitronensaft (1 Teelöffel)
- ☒ Zimt (.5 Teelöffel)
- ☒ Herbe Konfitüre (1 Teelöffel)
- ☒ Birne (1 Teelöffel)

Zubereitung:

1. Lassen Sie den Ofen auf bis zu 350 Grad erhitzen. Nehmen Sie eine Backform heraus und besprühen Sie diese mit etwas Kochspray.
2. Schneiden Sie Ihre Birne in zwei Hälften und schöpfen Sie die Kerne und das Kerngehäuse aus, so dass in der Mitte beider Hälften eine kleine Vertiefung entsteht. Legen Sie diese in Ihre Backform.
3. Bestreuen Sie jede Birnenhälfte mit etwas Zitronensaft und krönen Sie sie mit Zimt und braunem Zucker.
4. Geben Sie ein wenig Marmelade in jede Hälfte und schieben Sie dann die ganze Backform in den Ofen. Das Ganze 20 Minuten lang backen, bis es weich ist.

Beeren-Parfait

Kalorien: 50

Zutaten:

- ☒ Müsli (1 Teelöffel)
- ☒ Griechischer Joghurt, unbehandelt (2 Esslöffel)
- ☒ Himbeeren (.25 c.)
- ☒ Erdbeeren in Scheiben geschnitten (.25 c.)

Zubereitung:

1. Mischen Sie in einer kleinen Schüssel die Himbeeren und die Erdbeeren zusammen.
2. Geben Sie den Joghurt in Ihre Servierschüssel und legen Sie dann die Früchte darauf. Mit dem Müsli bestreuen und servieren.

Blaubeer-Muffins

Kalorien: 93

Zutaten:

- ☒ Heidelbeeren (1 c.)
- ☒ Apfelmus (1 Eßl.)
- ☒ Brauner Zucker (.25 c.)
- ☒ Griechischer Joghurt (.5 c.)
- ☒ Eiweiß (1)
- ☒ Salz (.25 Teelöffel)
- ☒ Backpulver (1 Teelöffel)
- ☒ Weizen-Vollkornmehl (.75 c.)

Zubereitung:

1. Lassen Sie den Ofen auf bis zu 375 Grad erhitzen. Nehmen Sie eine Muffinform heraus, aus der sechs Muffins hergestellt werden können, und besprühen Sie sie mit etwas Öl.
2. Mischen Sie in einer Schüssel Salz, Backpulver und Mehl zusammen. In einer zweiten Schüssel das Apfelmus, den braunen Zucker, den Joghurt und das Eiweiß verrühren.
3. Wenn diese fertig sind, gießen Sie die feuchten Zutaten langsam mit der Mehlmischung ein und vermischen Sie sie langsam. Dann die Heidelbeeren unterheben.
4. Diesen Teig in die Muffin-Förmchen geben, wobei oben etwas Platz für die Ausdehnung des Teigs gelassen werden muss.
5. Zum Backen in den Ofen schieben. Nach 15 Minuten sollten die Muffins fertig sein, und Sie können sie aus dem Ofen nehmen.
6. Lassen Sie die Muffins vor dem Servieren etwas abkühlen.

Erdbeer-Müsli

Kalorien: 91

Zutaten:

- ☒ Wasser (1 Esslöffel)
- ☒ Vanille (1 Teelöffel)
- ☒ Leinsamenöl (3 Esslöffel)
- ☒ Agaven-Nektar (.25 c.)
- ☒ Getrocknete Erdbeeren (2 c.)
- ☒ Weizenkeime (.5 c.)
- ☒ Hafer (2 c.)

Zubereitung:

1. Lassen Sie den Ofen auf bis zu 275 Grad erhitzen. Nehmen Sie eine mittelgroße Schüssel und rühren Sie die Weizenkeime und den Hafer zusammen.
2. Nehmen Sie nun eine Pfanne heraus und erhitzen Sie das Wasser, die Vanille, das Leinsamenöl und den Agavennektar auf kleiner Flamme. Bringen Sie dies zum Kochen, aber lassen Sie es nicht kochen.
3. Diese Mischung über die Hafermischung gießen und umrühren.
4. Bringen Sie ein Backblech heraus und bestreichen Sie es mit etwas Öl. Fügen Sie die Hafermischung hinzu und verteilen Sie sie, bevor Sie sie in den Ofen schieben.
5. Nach 30 Minuten können Sie die Erdbeeren aufsetzen und das Müsli ein wenig anbraten. Weitere 15 Minuten backen, bevor man sie abkühlen lässt und serviert.

Brotpudding

Kalorien: 125

Zutaten:

- ☒ Vanille (1 Teelöffel)
- ☒ Gemahlener Zimt (1 Teelöffel)
- ☒ Brauner Zucker (.25 c.)
- ☒ Rosinen (.25 c.)
- ☒ Milch (2 c.)
- ☒ Eiweiß (8)
- ☒ Apfelmus (2 Esslöffel)
- ☒ Weizenvollkornbrot (6 Scheiben)

Zubereitung:

1. Lassen Sie dem Ofen Zeit, um auf 350 Grad zu erhitzen. Verwenden Sie etwas Kochspray, um ein Backblech vorzubereiten.
2. Zerreißen Sie das Brot und legen Sie es auf den Boden der Backform.
3. Nehmen Sie eine Schüssel heraus und verquirlen Sie Milch, Eiweiß und Apfelmus. Dann Vanille, Zimt, Zucker und Rosinen unterrühren.
4. Gießen Sie dies auf das Brot. Das Brot mit einer Gabel in die Flüssigkeit drücken und dann zum Backen in den Ofen schieben.
5. Nach 45 Minuten ist das Brot schön gebräunt und Sie können es aus dem Ofen nehmen. Lassen Sie etwas Zeit zum Abkühlen und genießen Sie es dann.

Apfelknusper

Kalorien: 155

Zutaten:

- ☒ Müsli (.25 c.)
- ☒ Agaven-Nektar (4 Teelöffel)
- ☒ Zitronenschale, gerieben (1 Teel.)
- ☒ Griechischer Joghurt, einfach (2 Esslöffel)
- ☒ Zimt
- ☒ Ingwer (.25 Teelöffel)
- ☒ Brauner Zucker (1 Esslöffel)
- ☒ Äpfel in Scheiben geschnitten (2)
- ☒ Kokosnussöl (1 Esslöffel)

Zubereitung:

1. Nehmen Sie eine Pfanne heraus und schmelzen Sie das Kokosnussöl. Die Apfelscheiben in die heiße Pfanne geben und einige Minuten lang kochen lassen.
2. Geben Sie nun Zimt, Ingwer und Zucker dazu und kochen Sie weiter, bis die Äpfel gar sind.
3. Während die Äpfel kochen, nehmen Sie eine Schüssel heraus und mischen Sie den Joghurt und die Zitronenschale zusammen. Schlagen Sie diese so lange, bis sie leicht und locker sind.
4. Wenn die Äpfel gar sind, teilen Sie diese Mischung auf vier Schüsseln auf. Mit einem halben Esslöffel des geschlagenen Joghurts und etwas Agavennektar bedecken.
5. Streuen Sie das Müsli darüber und genießen Sie es.

Französische Toast-Waffeln

Kalorien: 256

Zutaten:

- ☒ Brotscheiben (4)
- ☒ Gemahlene Muskatnuss
- ☒ Zimt (.5 Teelöffel)
- ☒ Vanille (1 Teelöffel)
- ☒ Zucker (1 Esslöffel)
- ☒ Milch (.5 c.)
- ☒ Geschlagene Eier (2)

Zubereitung:

1. Nehmen Sie Ihr Waffeleisen heraus und besprühen Sie es vor dem Aufheizen mit etwas Kochspray.
2. In einer Schüssel Muskatnuss, Zimt, Vanille, Zucker, Milch und Eier verrühren, bis sie vermischt sind.
3. Tauchen Sie Ihr Brot in diesen Teig und achten Sie darauf, dass Sie beide Seiten bedecken.
4. Legen Sie die Brotscheibe in Ihr Waffeleisen und kochen Sie sie etwa 7 Minuten, bis sie goldbraun ist. Fahren Sie fort, bis das ganze Brot fertig ist, und servieren Sie es dann.

Apfel-Beignet

Kalorien: 252

Zutaten:

- ☒ Zitronensaft (2 Esslöffel)
- ☒ Puderzucker (.5 c.)
- ☒ gehackter Apfel (.5 c.)
- ☒ Ei (1)
- ☒ Zimt (.5 Teelöffel)
- ☒ Allzweckmehl (.5 c.)
- ☒ Weizen-Vollkornmehl (.25 c.)
- ☒ Salz
- ☒ Zucker (2 Esslöffel)
- ☒ Margarine in Scheiben geschnitten (2 Eßl.)
- ☒ Warmes Wasser (1,5 Eßl.)
- ☒ Aktive Trockenhefe (.25er Packung)
- ☒ Milch (.25 c.)

Zubereitung:

1. Die Milch in einer Pfanne erhitzen, bis sie verbrüht ist. Während die Milch erhitzt wird, geben Sie die Hefe in das warme Wasser und lassen Sie sie fünf Minuten aufschäumen.
2. Rühren Sie in einer Schüssel Salz, Zucker und Margarine zusammen. Wenn dies geschehen ist, gießen Sie die heiße Milch ein und lassen Sie die Margarine schmelzen. Das Weizenvollkornmehl, das Ei, den Zimt und die Hefemischung einrühren und verrühren.
3. Nun das Allzweckmehl einrühren und die Mischung zu einem Teig formen. Diesen auf die Theke drehen und einige Minuten kneten.

4. Geben Sie etwas Öl in eine Rührschüssel, bevor Sie den Teig einfüllen. Mit einem sauberen Tuch abdecken und 90 Minuten gehen lassen.
5. Wenn dies geschehen ist, schlagen Sie den Teig ein und kneten dann die vorbereiteten Äpfel ein. In vier Portionen teilen und jedes Teil zu einer Kugel formen.
6. Diese auf ein Backblech legen und eine Stunde gehen lassen.
7. Lassen Sie den Ofen auf 350 Grad erhitzen. Das Backblech in den Ofen schieben und die Äpfel die nächsten 15 Minuten backen lassen.
8. Während der Teig backt, den Zitronensaft und den Puderzucker zu einer Glasur verrühren.
9. Nehmen Sie die Beignets aus dem Ofen und streichen Sie die Glasur beim Abkühlen mit einem Pinsel auf.

Schlussfolgerung

Vielen Dank, dass Sie es bis zum Ende dieses Buches geschafft haben. Hoffentlich war es informativ und konnte Ihnen alle Werkzeuge zur Verfügung stellen, die Sie benötigen, um Ihre Ziele zu erreichen, was immer sie auch sein mögen.

Der nächste Schritt ist der Beginn eines 5:2-Diätplans. Dieser Diätplan soll sich an Ihren Zeitplan anpassen und Ihnen helfen, das gewünschte Gewicht zu verlieren, ohne komplizierte Formeln befolgen oder jede einzelne Kalorie, die Sie zu sich nehmen, zählen zu müssen. Viele Menschen finden, dass dies ein einfacher Diätplan sein kann, den sie befolgen müssen, wenn sie sich erst einmal an den Zeitplan gewöhnt haben und wenn sie die perfekten Rezepte finden, die ihnen beim Fasten und bei den Fastentagen helfen können.

Probieren Sie die Rezepte in diesem Buch aus.

Lightning Source UK Ltd.
Milton Keynes UK
UKHW021841281220
376048UK00003B/226

9 781801 331647